TOPOGRAPHIE MÉDICALE

DU

CANTON DE SANCERGUES,

Par M. MACARIO,

DOCTEUR EN MÉDECINE DE LA FACULTÉ DE PARIS, EX-DÉPUTÉ
AU PARLEMENT SARDE.

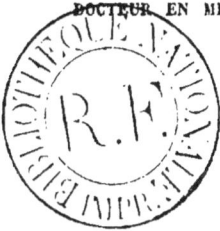

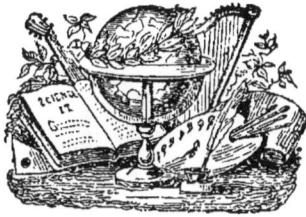

A BOURGES,

Imprimerie et Lithogr. de JOLLET-SOUCHOIS,

Imprimeur de la Préfecture, de la Mairie, etc.

1850.

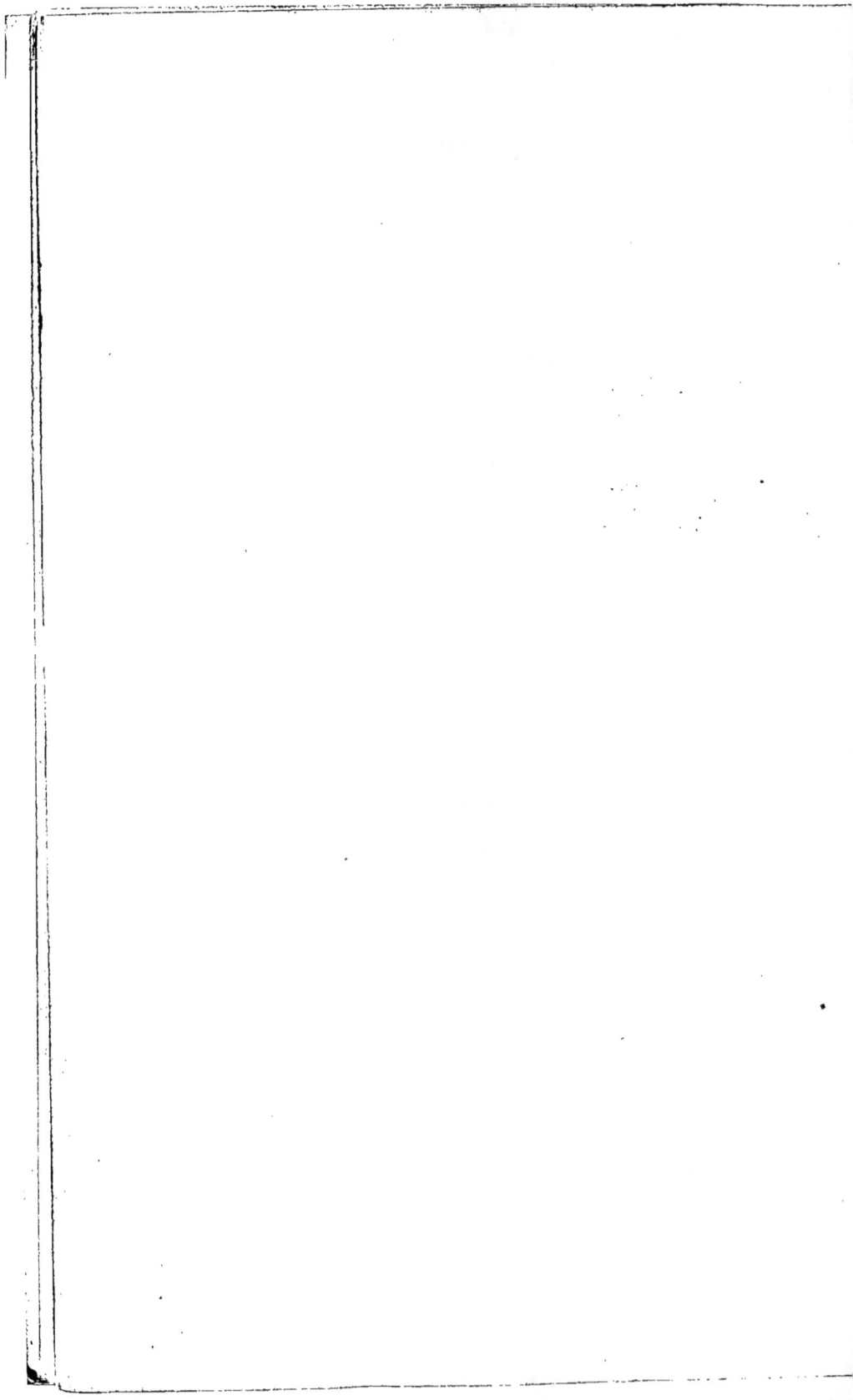

TOPOGRAPHIE MÉDICALE

DU CANTON

DE SANCERGUES (1),

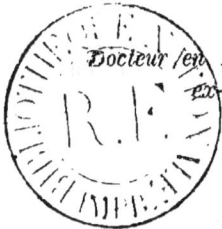

Par M. MACARIO,

*Docteur en Médecine de la Faculté de Paris,
ex-député au Parlement Sarde.*

------◆------

§ I. — Géographie.

Sancergues est un assez joli chef-lieu de canton, situé dans un fond au milieu des bois, à l'extrémité Est du département du Cher, à 8,000 mètres de la rive gauche de la Loire. Une petite île, formée par la Vauvise, sépare Sancergues de Saint-Martin-des-Champs; les deux bourgs réunis contiennent 800 habitants environ et communiquent ensemble par deux petits ponts en pierre, à une seule arche, jetés sur les deux bras de la rivière.

Le canton de Sancergues est un des plus considérables du département; il se compose de dix-neuf communes, dont la population réunie s'élève à 13,800 habitants; de ces 13,800 habitants 3,718 sont propriétaires; le reste ne possède que ses bras ou son industrie pour gagner sa vie.

Sancergues est situé presqu'au centre de la France, sous le 47°, 2' de latitude et à 0°, 7' du méridien de Paris. Son élévation au-dessus du niveau de la mer est de 150 mètres environ. Ce canton est limité au Nord par celui de Sancerre, au Sud par celui de Nérondes, à l'Est par la Loire qui le sépare du département de la Nièvre, et à l'Ouest par les cantons des Aix et de Baugy. Sa plus grande longueur, de l'Est à l'Ouest, est d'environ 32,000 mètres, et sa plus grande largeur, du Nord au Sud, de 20,000 mètres; sa superficie est de 37,936,85 hectares.

------

(1) Extrait de la préface d'un ouvrage de *Clinique rurale*, inédits.

La plus grande partie du canton de Sancergues est située dans le val de la Loire; l'autre est comprise dans le bassin du Centre. L'aspect de sa campagne est assez varié; au Nord s'élèvent les petites montagnes marneuses et crétacées du Sancerrois, dont la chaîne se prolonge vers l'Ouest en décrivant un segment de cercle; à l'Est les côtes de la Loire; à l'Ouest les côteaux de Villequiers. Le terrain en est ondulé et présente, du côté du val de la Loire jusqu'au bassin de Bourges, plusieurs côtes ou gradins en pente douce du côté du bassin et rapide du côté du val, lesquels paraissent indiquer, comme le remarque M. Fabre (1), le séjour des eaux à différentes hauteurs. — Tous les points culminants du canton sont couronnés de bois touffus et verdoyants qui reposent agréablement les yeux et invitent l'âme au recueillement.

§ II. — Hydrographie.

La *Loire*, qui en forme la limite à l'Est, est le plus grand cours d'eau du canton de Sancergues; les crues de ce fleuve sont quelquefois terribles; les grandes inondations se renouvellent tous les 18 ou 20 ans et portent la terreur et la désolation partout où elles passent. Celle qui eut lieu au 26 octobre 1846 fut la plus désastreuse qu'on ait observée de temps immémorial; elle détruisit en peu d'heures tout l'espoir des cultivateurs.

Ordinairement les inondations de la Loire ont lieu à la débâcle et à la fonte des glaces, à la suite d'un hiver rigoureux et prolongé, et à la fonte des neiges vers la fin de juin.

Les eaux de ce beau fleuve, prises à La Charité, sont très pures: elles ne décèlent, à l'analyse faite par M. Peneau, pharmacien à Bourges, et moi, aucune substance étrangère.

La *Vauvise*, sur les bords de laquelle est bâti Sancergues, coule sur un lit de vase; elle déborde presque constamment au printemps et en hiver, et forme, partout où elle passe, des marais; de là le nom de Sancergues-les-Marais.

Cette petite rivière sort des étangs, au pied du versant de la côte qui sépare le bassin du centre du département d'avec le val, dans les communes de Chassy, de Nérondes et de Menetou-Couture; son cours lent et sinueux est de 46,000 mètres jusqu'à son embouchure dans la Loire, dans le territoire de St-Satur-sous-Sancerre. Cette rivière est très poissonneuse; ses bro-

(1) Fabre. — *Mémoire pour servir à la statistique du département du Cher*. Bourges, 1838.

chets jouissent de quelque renom dans le pays. Ils sont, en effet, d'une qualité supérieure à ceux de la Loire; leur chair est plus ferme, plus délicate et plus savoureuse.

En me baignant, pendant les chaleurs de l'été, j'ai rencontré, au fond de ses eaux, une grande quantité de coquilles de moules.

Il serait important que le dessèchement fût opéré dans une grande partie du val de la Vauvise, car le terrain de bonne qualité qu'elle traverse donne des pacages très mouillés qu'on rendrait excellents par le dessèchement; on n'aurait, pour atteindre ce but, qu'à régulariser le cours et la pente de cette rivière en détruisant les gués nombreux qui déterminent le remous de ses eaux, et en faisant disparaître le plus qu'on pourrait ses sinuosités qui, avec les gués, en ralentissent le cours d'une manière fâcheuse.

Les eaux de la Vauvise, d'après l'analyse faite par M. Péneau et moi, contiennent du carbonate de chaux.

L'*Aubois* n'a que son embouchure dans le canton de Sancergues; il se jette dans la Loire à Marseille-lès-Aubigny, où il alimente la forge située dans le village de ce nom. Il prend sa source dans la commune d'Augy; son cours sinueux est de 48,000 mètres; sa pente est de 34 mètres 50 centimètres. Je n'ai point fait l'analyse de ses eaux, attendu que cette rivière ne fait point, à proprement parler, partie du canton que j'étudie; son cours est, en effet, tout entier dans les cantons de Sancoins, de La Guerche et Nérondes.

Le *Canal latéral à la Loire* traverse la partie Est de notre canton dans un parcours de 20,000 mètres.

Les eaux de ce canal, qui sont celles de l'Allier, sont très pures; l'analyse n'y décèle aucune substance étrangère.

Les sommités du canton de Sancergues sont arrosées par deux petites rivières sans nom, ou plutôt en ayant trop, puisqu'elles s'appellent du nom de chaque localité où elles passent. Je tâcherai de fixer, autant qu'il dépend de moi, lès esprits à ce sujet, en les appelant du nom de la localité la plus importante qu'arrose chacune d'elles.

La plus considérable de ces deux rivières, que j'appellerai *Lugny*, du nom du bourg qu'elle arrose, a deux sources, toutes deux dans le canton de Sancergues; la plus importante est à Bussiou, commune d'Etrechy, et l'autre à Ragnon, commune de Marcilly; celle-ci ne fournit beaucoup d'eau qu'en hiver. Cette rivière va se jeter dans la Vauvise, au pont de Galantin, commune de Feux, canton de Sancerre, très beau pont à une arche, qui passe dans le pays pour être d'origine romaine. Son cours, plus rapide que celui de la Vauvise, est de 4,500 mètres environ ; ses eaux coulent sur un lit de sable et contiennent des traces de chaux carbonatée.

La seconde rivière, que j'appellerai *Groise*, du nom du bourg, a aussi deux sources, toutes deux dans le canton de Sancerre ; la plus importante est à Chanterelle, commune de Jalogne, et l'autre à Pesselière, village célèbre par ses foires ; elles se joignent à peu de distance du moulin à foulon de Groise et vont se jeter, sous le nom de Groise que je lui donne, dans le Lugny, au pont Battez, commune de Lugny-Champagne. Son cours n'est que de 6,000 mètres environ, et ses eaux contiennent aussi de la chaux carbonatée. Ces deux rivières sont très poissonneuses et fournissent d'excellentes écrevisses.

On compte plusieurs étangs dans notre canton ; le plus important est celui de *Précy*, dont les eaux alimentent le fourneau de M. Métairie, un des plus habiles et des plus éclairés industriels du Berry. Lorsque les eaux de cet étang baissent, ce qui a lieu vers la fin de l'été, il se dégage des miasmes paludéens qui rendent les fièvres d'accès endémiques dans la contrée. Ses eaux contiennent du carbonate de chaux.

Dans la commune de Garigny existe l'étang de *Doys*, dont les eaux ne contiennent aucune substance étrangère. Il y a quelques années, on a opéré, dans la même commune, le dessèchement de l'étang de *Vauvrille*, qui communiquait avec celui de Doys.

Dans la commune de Charentonnay est l'étang de *Chaumasson*, plus petit que les précédents, qui fait tourner un moulin anglais ; ses eaux sont également très pures.

Dans la commune de Sevry on voit le petit étang de *Boundonnat*, qui fait aussi tourner la roue d'un moulin ; ses eaux contiennent des traces légères de carbonate de chaux.

Toutes les eaux qui sortent de ces étangs vont grossir la Vauvise.

Dans la commune de Lugny il y a encore le très petit étang *d'Anin*, dont la plus grande partie a été desséchée il y a une vingtaine d'années ; ses eaux s'écoulent dans le *Lugny* ; elles contiennent des traces de carbonate de chaux.

Enfin, dans la commune d'Argenvières, à l'est, il existe encore deux petits étangs situés au milieu des bois dont les eaux n'ont point été analysées.

Les canaux, les étangs et les mares d'eau occupent dans ce canton 337,68 hectares en superficie; et les rivières et les ruisseaux 963,10 hectares, total 1,300,78 hectares.

Il y a à Sancergue plusieurs puits de peu de profondeur; l'eau du puits le plus fréquenté contient, comme celle de la Vauvise, de la chaux carbonatée.

A St-Martin-des-Champs, sur les bords de la Vauvise, jaillit une fontaine dont les eaux, très limpides, contiennent du carbonate de chaux et quelques traces de sulfate de chaux.

§ III. — MÉTÉOROLOGIE.

Les ouragans sont très rares dans notre contrée; je n'en ai observé, dans une période de huit années, que trois ou quatre dont la violence ait été assez puissante pour déraciner des arbres et enlever les toits de quelques maisons. Le plus violent qu'il m'ait été donné d'observer a eu lieu le 28 décembre 1849. Cet ouragan s'est montré au loin sur une grande surface en même temps et a causé beaucoup de ravages.

Tonnerre. — D'après mes observations, le tonnerre n'éclate que 10 à 12 fois tout au plus dans l'année, depuis le mois de mai jusqu'au mois de septembre inclusivement. Mai, juin, juillet et août sont les mois où il se fait entendre le plus fréquemment.

Grêle. — La grêle tombe rarement chez nous, quoique nous soyons très près de la Loire, qui devrait être, comme tous les grands cours d'eau, une cause fréquente de grêle. Quoi qu'il en soit, celle-ci ne tombe guère qu'une ou deux, ou tout au plus trois fois par an et alors elle suit toujours les orages.

Brouillards. — M. Fabre, dans son excellent mémoire déjà cité, divise les brouillards en trois classes : 1° les brouillards généraux qui couvrent les parties élevées en même temps que les parties basses; 2° les brouillards qui couvrent seulement les parties basses et humides et semblent quelquefois dessiner, dans les larges vallons des grandes plaines, le passage d'anciens cours d'eau qui ont disparu de sa surface, ou la présence de l'argile à une moindre profondeur que dans les parties élevées et qui retient l'eau de pluie; 3° les brouillards du val des grands cours d'eau et ceux qu'on remarque si souvent, matin et soir, dans les gorges des parties montueuses de notre département.

D'après mes observations, les brouillards de la première classe ne se manifestent que 8 à 10 jours dans l'année, et cela ordinairement pendant les deux derniers mois de l'automne.

Les brouillards de la deuxième classe sont plus fréquents que ceux de la première et se montrent le plus souvent dans les mois d'hiver, lorsque celui-ci est humide. Mes observations sur ce sujet laissent beaucoup à désirer; elles ne sont pas aussi rigoureuses que je le désirerais; mais je me propose de les compléter avec le temps.

Les brouillards de la troisième classe se manifestent indistinctement dans tous les mois de l'année, excepté dans les grands froids.

Sur les bords de la Vauvise, au-dessus des marais qu'elle forme dans son cours, on voit presque tous les matins, à la pointe du jour, des brouillards épais que les rayons du soleil ne tardent pas à dissiper. Vus des hauteurs qui environnent Sancergues, ces brouillards simulent, à s'y méprendre, une mer ou un lac qui s'étendrait des bords de la Vauvise à ceux de la Loire.

Il n'est pas rare de voir, le matin, avant le lever du soleil, des brouillards noirs et isolés, suspendus au-dessus de Sancergues et des villages qui bordent la Vauvise, se rabattant sur les toits comme des panaches.

Ce sont les brouillards de la troisième classe, comme le remarque avec raison M. Fabre, qui permettent de reconnaître, dans le val des grands cours d'eau, les différentes parties de ce val qui ont été successivement occupées par le courant; car étant placé sur un point élevé, hors du vallon, on voit, au moment du lever du soleil, plusieurs zônes brumeuses très distinctes qui serpentent et ont l'air de présenter plusieurs rivières dans le même val (1).

Rosées. — Dans notre canton la rosée tombe plus particulièrement dans les deux derniers mois du printemps et dans les premiers jours de l'automne que dans les autres saisons, parce qu'ordinairement il y a, à ces deux époques, quelquefois des journées très chaudes qui excitent une forte évaporation du sol et des nuits très fraîches qui condensent cette évaporation. Lorsque ces mêmes causes existent dans l'été, on a aussi des rosées.

(1) Fabre. — Mémoire cité.

Ces réflexions de M. Fabre, faites pour le département, s'appliquent parfaitement à notre canton.

Gelées. — M. Fabre les divise en gelées fortes et en gelées blanches. Ici mes observations faites pendant quatre ans ne coïncident pas bien avec celles de M. Fabre, faites pendant cinq ans pour tout le département.

J'ai trouvé pour les premières une moyenne de 20 à 23 jours, et de 25 à 26 jours pour les secondes. Celles-ci commencent ordinairement dans les premiers jours de septembre et reparaissent dans les mois de mars et avril et se terminent souvent dans la première quinzaine du mois de mai. Celles qui ont eu lieu cette année, 1850, dans la nuit du 2 au 3 mai, ont été très funestes; elles ont gelé, dans les bas-fonds surtout, une grande quantité d'arbres fruitiers; les poiriers, les pommiers et les noyers particulièrement ont beaucoup souffert; la vigne n'a été que très peu endommagée. M. Fabre a vu ces gelées à la fin du mois de juin, vers la St.-Jean; quant à moi, il ne m'a pas encore été donné de les observer si tard. Le 31 août de cette année 1850, il y a eu de la gelée blanche; dans la première semaine de septembre de la même année, la gelée blanche s'est montrée presque tous les matins.

Les plus fortes gelées se font ordinairement sentir dans les derniers jours de décembre et dans le courant de janvier et à plusieurs reprises, car elles continuent rarement 15 jours de suite; quant à moi, je ne les ai jamais vues continuer plus de 12 jours, et ce fut au mois de janvier 1848, du 14 au 28 inclusivement. Dans cette période de temps elles ne nuisent jamais aux productions de la terre; mais il n'en est pas de même quand elles se reproduisent un jour ou deux en avril et même en mai, comme en cette année. Alors leur influence est d'autant plus funeste que les premiers jours du printemps ont été plus beaux; cette influence se fait sentir aussi sur la santé publique.

M. Fabre dit que le printemps est la saison la plus irrégulièrement belle dans le département du Cher. Dans le canton de Sancergues le printemps est presque constamment mauvais. Trois années d'observations me permettent de donner pour moyenne, dans cette saison, 16 jours de beau temps, 38 jours de temps couvert ou nuageux, 29 jours de pluie, 5 jours d'orage et 1 jour de neige. La saison la plus régulièrement et la plus constamment belle, dans tout le centre de la France, c'est l'automne.

L'hiver n'est pas rigoureux dans cette contrée ; la plus grande condensation du mercure que j'aie observée au mois de janvier 1848 a été de — 7° 1/2 centigrade , le 12. Le thermomètre s'est élevé à ÷ 6° 3/4, le 31.La température moyenne du mois a été de — 1° 8/10. Les observations ont été prises à 8 heures du matin.

En janvier 1849 la température moyenne a été de ÷ 7°, 022 centigrades ; le maximum de ÷ 11° le 13 et le 14 , et le minimum de —1° le 2. Mes observations furent faites à midi.

Enfin , en janvier 1850, la température moyenne a été de ÷ 6° 1/10.—Le maximum a été de ÷ 9° 3/4 le 25 , et le minimum de —2° 3/4 le 5 et le 9. Les observations furent faites également à midi.

Chaleurs. — Nous avons vu que le froid n'est pas bien âpre en hiver dans notre canton. Les chaleurs n'y sont pas non plus excessives en été ; du moins les fortes chaleurs ne durent que très peu de temps. Celles-ci se font ordinairement sentir , d'après mes observations , dans les trois dernières semaines de juillet et dans la première quinzaine d'août. En 1848, la température moyenne de juillet a été de ÷ 23° 3/10 centigrade; le maximum, qui a eu lieu le 7 et le 23 , a été de ÷ 28° 1/2, et le minimum de ÷ 17° le 1er , le 2 et le 12 du mois.

La température moyenne d'août a été de ÷ 21° 4/10 ; le maximum fut de ÷ 29°, le 28, et le minimum de ÷ 15°, le 23. Les observations ont été prises à midi.

En 1849 la température moyenne de juillet a été de ÷ 21° 9/10; le maximum , qui a eu lieu le 8 , fut de ÷ 26° 3/4 , et le minimum de ÷ 18°, le 21.—La température moyenne d'août fut de ÷ 21° 6/10 ; le minimum fut de ÷ 25°, le 9 et le 12, et le minimum de ÷ 18°, le 19. Les observations ont été prises à midi.—La température moyenne du mois de juin de cette même année fut plus élevée que celle de juillet et d'août, car elle fut de ÷ 22°, 0,32; le maximum fut de ÷ 26°, le 6, et le minimum de ÷ 17°, le 17.

En 1850 , la température moyenne du mois de juillet fut de ÷ 19° 5/10; le maximum de ÷ 25° 1/2 , et le minimum de ÷ 18°, les 7, 10 et 11. Les observations ont été prises à 8 heures du matin et à 8 heures du soir.

La température moyenne du mois d'août fut de ÷ 18° 4/10; le maximum de ÷ 26°, le 6 à midi, et le minimum de ÷ 11°, 1/2, le 31, à 8 heures du matin. Les observations ont été prises à 8 h du matin , à midi et à 8 heures du soir.

(9)

La température moyenne à midi fut de +19° 7/10. On voit que cette année l'été n'a pas été très chaud.

La plus grande élévation du mercure que j'ai observée jusqu'ici a été de +48° centigrades au soleil, le 22 août 1850, à 3 heures après midi, et à l'ombre de +34°. On remarque souvent dans cette contrée de brusques changements de température dans le courant de la même journée. Les matinées sont ordinairement très fraîches et dans le courant de la journée le thermomètre marque 25 ou 30 degrés de chaleur.

Pluies. — Les nombreux courants d'eau, les étangs multipliés, les forêts qui couvrent environ un cinquième de la surface du terrain, rendent le canton de Sancergues humide, sans doute, mais pas autant qu'on serait tenté de le croire, d'après le résultat des observations faites par M. le docteur Lebas et M. Fabre, pour tout le département, dans une période de 22 années. En effet, en 1847 il n'y a eu que 83 jours pluvieux, en ne comptant pas le mois de janvier dont je n'ai pas pris les observations météorologiques. En 1848 il y a eu 96 jours pluvieux ; en 1849, 58 jours seulement ; mais il faut ôter ici les mois de février, mars et avril dont je n'ai pas pris les observations pour cause d'absence ; j'ai passé ces trois mois en Italie ; on sait d'ailleurs que l'hiver de 1849 a été magnifique, qu'il est tombé très peu de pluie et que la neige a à peine paru. Enfin, en 1850 il y a eu, jusqu'à aujourd'hui 10 septembre, 63 jours pluvieux et 18 jours d'orage. Or, la moyenne du nombre des jours pluvieux dans une période de 22 années a été, d'après MM. Lebas et Fabre, de 128 par an. Nos observations, comme on le voit, sont loin de s'accorder à cet égard.

Les mois les plus pluvieux, en 1847, ont été avril, juin, août et septembre ; en 1848, février, mars, avril et août ; en 1849, octobre et novembre ; en 1850, avril, juillet, août.

Quand je dis jours pluvieux, cela ne veut pas dire qu'il a plu toute la journée ; souvent la pluie n'est tombée que le matin ou le soir ou au milieu de la journée. Il n'est pas rare, dans ce pays, de voir tomber la pluie le matin et briller un beau soleil après midi, et *vice versâ*.

Neiges. Il tombe ordinairement peu de neiges dans notre canton ; ce qui tient sans doute à l'humidité de l'atmosphère dans la saison d'hiver ; et pour la même cause elles ne séjournent pas long-temps sur le sol. En 1847 il a neigé huit jours,

2

savoir : 2 jours en janvier, 3 jours en février, 1 jour en mars et 2 jours en avril. La neige qui est tombée le 10 mars n'a commencé à fondre que le 12 après midi, et le 14 on en voyait encore dans les expositions au nord.

En 1848, la neige est tombée pendant 15 jours, savoir : 10 jours en janvier, 1 jour en février, 2 jours en novembre et 2 jours en décembre. Pendant une bonne partie du mois de janvier, le sol a été couvert de 15 à 18 centimètres de neige.

En 1849 il est tombé deux fois de la neige en janvier et 5 fois en décembre. Les observations de février, mars et avril n'ont point été prises pour cause d'absence ainsi que je l'ai déjà dit.

Les neiges ont persisté long-temps dans l'hiver de 1849 et 1850, car la saison a été sèche et froide; au mois de janvier elles se sont accumulées sur une épaisseur de 5 à 6 pieds et plus dans les chemins creux bordés de haies, à la suite du vent terrible qui s'est levé le 26 décembre.

Les rapports d'un volume donné de neige et le volume d'eau qu'il produit par sa fonte sont de 1/12 environ.

Vents. — Ici mes observations diffèrent considérablement de celles de MM. Lebas et Fabre, faites pour tout le département, dans une période de 22 années. En effet, d'après ces observateurs, les vents dominants dans le département sont ceux d'ouest, nord-ouest et sud-ouest qu'ils appellent vents fixes, car ils soufflent des mois entiers. D'après mes observations, faites pendant quatre ans, les vents dominant dans le canton de Sancergues sont ceux d'ouest, sud, nord et nord-est. Les deux premiers amènent ordinairement la pluie et les deux derniers le beau temps. Je dis ordinairement; car j'ai vu souvent tomber la pluie, ces derniers vents soufflant, et *vice versâ.* Viennent ensuite le nord-est et le sud-ouest. Le nord-ouest, l'est et le sud-est soufflent rarement et sont très variables.

Le vent qui vient de l'ouest est toujours le plus fort et le plus violent; viennent ensuite le sud-ouest et le nord-ouest; ce dernier est froid et humide, les deux autres sont plus humides que froids. Quand l'ouest et le sud-ouest dominent en hiver, cette saison est douce et humide.

D'après les observations de MM. Lebas et Fabre, les jours couverts ou nuageux sont beaucoup plus nombreux que les jours sereins, et cela doit être, puisque, suivant ces observateurs, les vents humides sont les vents dominants; aussi d'après la moyenne de 22 années observées, comptent-ils 230 jours couverts ou nuageux et 135 jours sereins seulement. Pour le canton de Sancergues, au contraire, les jours sereins et les jours couverts ou nuageux sont presqu'égaux en nombre, ou bien les premiers ne sont pas beaucoup plus nombreux que les derniers par la raison que les vents du nord et du nord-est soufflent souvent dans cette contrée, puisqu'ils viennent, pour la fréquence, immédiatement après ceux de l'ouest et du sud.

Baromètre. — Comme le dit avec beaucoup de justesse M. Fabre, cet instrument qu'on consulte souvent, croyant y trouver une indication certaine du temps qu'il doit faire, n'indique réellement que l'état de pression de l'atmosphère dont le changement de temps n'est pas toujours une conséquence ; car il arrive assez souvent que la colonne de mercure reste élevée par un temps pluvieux ; et qu'au contraire elle est à son *medium* ou entre celui-ci et son *minimum* d'élévation par un beau temps. Cependant il arrive assez ordinairement que les indications établies sur l'échelle, presque toujours fixe, qui accompagne le plus grand nombre de ces instruments, approche de la vérité lorsque par hasard cette échelle se trouve construite pour le lieu de l'observation ; je dis par hasard, parce que les constructeurs de ces instruments placent presque toujours le variable à 28 pouces, comme si tous les lieux dans lesquels on les vend étaient situés au bord de la mer ; il serait donc nécessaire que la partie de cette échelle, qui porte les indications, fût mobile pour qu'on pût l'abaisser dans chaque localité, suivant le rapport de l'élévation de cette localité au-dessus du niveau de la mer. Par exemple, le sol de la ville de Bourges (1) étant à 160 mètres au-dessus du niveau de la mer, l'indication *variable* doit être descendue, à peu de chose près, vis-à-vis 27 pouces et demi, et le beau fixe sera alors à 28 pouces; alors l'instrument ne recevra plus si souvent, et même quelquefois injustement, l'épithète de menteur (2).

Cela posé, sur 343 jours observés, la colonne de mercure resta, en 1848, 6 jours entre beau et beau fixe ; 23 jours au beau ; 144 jours entre beau et variable (3) ; 83 jours au variable ; 57 jours

(1) Jardin public.
(2) Fabre. Ouvrage cité.
(3) Quand je dis entre beau et variable, entre pluie et variable, etc., j'entends que le niveau de la colonne de mercure est dans l'espace compris entre ces deux indications.

entre pluie et variable ; 18 jours à la pluie et 12 jours entre pluie et grande pluie.

En 1849, sur 198 jours observés, la colonne de mercure s'est tenue au beau fixe 1 jour ; entre beau et beau fixe, 6 jours ; au beau, 14 jours ; entre beau et variable, 66 jours ; au variable, 34 jours ; entre pluie et variable, 62 jours ; à la pluie, 5 jours ; entre pluie et grande pluie, 10 jours. Les mois de février, mars et avril n'ont point été observés.

Dans les huit premiers mois de 1850, la colonne de mercure a été, sur 238 jours, entre beau et beau fixe, 17 jours ; au beau, 10 jours ; entre beau et variable, 101 jours ; au variable, 51 jours ; entre pluie et variable, 51 jours ; à la pluie, 4 jours. Ainsi on voit que le niveau se tient le plus souvent entre beau et variable ; je ne l'ai jamais vu descendre plus bas qu'à 27 pouces 5 lignes, et jamais monter plus haut que beau fixe, ou 28 pouces 8 lignes.

Météores. — Ils sont très rares dans cette contrée. Le 6 juin 1850, vers 9 heures du soir, il m'a été donné d'observer à Sancergues un bolide se dirigeant du sud au nord. Ce phénomène s'est montré à plusieurs reprises dans la même soirée, à un quart d'heure environ d'intervalle. Sa lumière n'était nullement éclatante ; il n'a laissé après lui, dans la zône qu'il a parcourue, aucune teinte lumineuse ; son apparition a été d'une très courte durée ; enfin, il n'a été accompagné ni de détonations ni de frémissement du sol, du moins à Sancergues. Il a été observé en même temps dans une partie du nord et du centre de la France.

Quant à la position et à la hauteur du phénomène dans le ciel, je ne puis fournir aucun renseignement à cet égard.

§ IV. — Géoscopie.

La partie du canton de Sancergues située dans le val de la Loire, est un terrain d'alluvion composé de sable siliceux, d'argile, de calcaire et de terreau, dans les proportions les plus favorables à l'agriculture, pour la quantité, la variété des produits et la facilité de l'exploitation.

Quelques sommités du canton offrent quelques zônes de terres siliceuses et argilo-siliceuses souvent combinées avec une petite quantité de marnes calcaires.

Les terres argilo-calcaires, quelquefois mélangées de silice, sont variables en quantité dans notre canton ; les meilleures qualités sont situées dans les communes sises à droite de la grande route de Bourges à La Charité. Sur quelques parties des côtes de la Loire, en approchant de La Charité, on trouve des dépôts d'oolithes calcaires.

Il existe des marnières dans les communes surtout qui se rapprochent de la Loire, comme à St.-Martin-des-Champs, par exemple, à La Chapelle-Montlinard, à Argenvières, etc. — Dans les communes d'Azy, Etréchy et Marcilly, situées sur les sommités du canton, on rencontre l'oolithe, le calcaire horizontal, le calcaire virgulaire, le calcaire grossier-marin et le calcaire à polypiers.

Dans les communes de Couy, de Sevry et une partie de la commune de Precy, on trouve des gisements de grès bigarrés, du quaderzanstein, des argiles bleues, des calcaires et des marnes, du lias et du gypse cristallisé.

D'après MM. Bertera et Bertrand, les terres labourables occupent, dans ce canton, 23,794,49 hectares.

§ V. — Productions.

La vigne est cultivée dans quelques communes du canton de Sancergues qui se rapprochent de la Loire. Elle donne du vin d'une qualité inférieure. Cependant dans la commune de Charentonnay, sise à droite de la grande route de Bourges à La Charité, on fait d'excellent vin ; mais malheureusement la vigne y est très peu répandue, et il serait à désirer qu'on l'y multipliât. Il n'y a point de vigne dans la commune de Sancergues même.

La superficie occupée par la vigne, dans tout le canton, est, suivant les statisticiens déjà cités, de 179,03 hectares.

Si la vigne est rare dans notre contrée, en revanche toutes les espèces de céréales y sont cultivées avec succès. On les sème dans les terrains calcaires et argilo-calcaires ; mais il existe une grande différence dans les produits de ces deux variétés de terrain. Le premier, maigre et desséché dans les années chaudes, comme à Lugny, Groise, Marcilly, etc., ne rapporte guère que la moitié du second ; mais en compensation, les grains y sont d'une meilleure qualité. Nos terres argilo-calcaires sont ordinairement très productives dans les années sèches, et dans les années humides il advient le contraire. Alors l'ensemencement se trouve même quelquefois empêché.

Un insecte nocturne, appelé alucyte, connu vulgairement sous le nom de papillon, détruit en partie nos grains une fois qu'ils sont serrés dans les greniers. La poudre que produit cet insecte malfaisant développe, par son contact sur la peau de l'homme, une éruption cuisante, et lorsqu'elle pénètre dans les voies aériennes elle donne naissance à des affections des bronches.

Cette année, 1850, la récolte paraissait d'abord très abondante, mais, au commencement de juillet, le chaume des céréales a été envahi par un cryptogame parasite qui les a fait dépérir à vue d'œil et a détruit l'espoir des cultivateurs : l'épi donne peu et le grain est fort mal nourri. Par le frottement, les parties atteintes par le parasite laissent tomber une poussière que nos paysans appellent *rouille*, à cause de sa ressemblance physique avec cette substance. — La paille ne pourra pas être mangée par les bestiaux cette année.

Cette maladie n'avait jamais paru, de mémoire d'homme, dans notre contrée.

32 moulins, dont 15 à vent, sont employés à la mouture des céréales pour la consommation du canton.

Les pommes de terre et les raves y sont également très répandues ; la culture du colza commence aussi à prendre de l'extension. Le chanvre et les légumineuses par contre, ne sont cultivés qu'en petit dans chaque exploitation rurale et près des habitations ; il en est de même des arbres fruitiers.

Le canton de Sancergues est un des plus boisés du département. La proportion du sol boisé au territoire est de 1/5 environ ; il occupe 7,066,98 hectares dont 93,10 appartiennent à l'Etat.

Les arbres qui peuplent nos forêts sont le chêne, le charme et l'orme. Le hêtre, l'érable, l'alisier, le sorbier, le néflier, le mérisier et le noisetier y sont peu répandus. Les arbres de plantation sont tous les arbres fruitiers des pays tempérés; les noyers y sont très abondants, et nos huiles de noix sont renommées dans le pays. — Le peuplier et le saule sont répandus dans les terrains humides et bordent généralement nos prairies en y formant des rideaux magnifiques. L'acacia et le tilleul sont aussi assez nombreux.

Les arbrisseaux sont l'épine noire, l'aubépine, le rosier sauvage, le prunier sauvage, la ronce, le noisetier et la vigne sauvage. Ils bordent généralement avec l'érable, le charme, l'orme, le frêne et le fusain, nos chemins champêtres. Il existe dans une ou deux communes quelques plantations de sapin.

La grande bruyère et le genêt n'existent que dans quelques communes, particulièrement dans celle de Jussy; ils sont rares partout ailleurs. Le genièvre n'est pas non plus très répandu.

Les terres incultes ou vaines occupent, dans ce pays, 1,888,32 hectares.

Les prés et les pacages sont considérables; ils occupent 2,330,54 hectares.

L'alternance des jachères n'existe presque plus du côté de la Loire, et dans les autres endroits il y a amélioration sous ce rapport. Depuis quelques années on a amendé le terrain dans plusieurs communes au moyen de la marne, et la valeur des propriétés a doublé. Les prairies artificielles aussi ont changé la face du pays et doublé ses revenus par l'emploi continu des an-- nées auparavant improductives.

Cette contrée possède en outre une abondante source de re- venus dans les laines de ses troupeaux de moutons dont la viande est d'un goût très savoureux. L'élève du gros bétail y est également en vigueur; on l'emploie d'abord à labourer la terre, puis on l'engraisse pour la boucherie.

Pour labourer la terre on se sert, dans notre canton, de bœufs et de chevaux ou de juments qu'on fait rapporter. L'araire et la charrue américaine et de Dombasle sont les instruments ara- toires généralement employés.

Il y a beaucoup de propriétaires-cultivateurs dans le canton de Sancergues; aussi l'agriculture y est-elle en progrès. Les propriétaires qui n'exploitent pas par eux-mêmes sont à portion de fruits, c'est-à-dire au tiers ou à moitié pour tous les produits avec leurs colons. Pour les cheptels, ils sont à moitié et le fonds en est avancé par le propriétaire. Il n'y a guère que les proprié- taires très riches qui afferment leurs terres à prix d'argent.

Le gibier est abondant dans ce pays. Dans les forêts habitent le loup, le renard, le lièvre, le lapin, le sanglier, le chevreuil, le putois, la fouine, quelques blaireaux et quelques martres; celles-ci y sont rares; l'écureuil et la belette y sont abondants.

Dans nos champs on trouve la perdrix grise; la rouge y est rare; la caille, le râle de genêt, le ramier, la grosse grive, le merle, l'alouette, le becfigue et le mauvis. Les oiseaux de proie y sont assez nombreux.

Sur les bords de nos étangs se plaisent la bécassine, le ca- nard sauvage, le vanneau, la judelle, la poule d'eau, le plu-

vier, etc. Le cygne y vient quelquefois dans les hivers rigoureux; on y a même vu, mais très rarement, la cigogne.

§ VI. — FLORE MÉDICALE.

Dans le canton de Sancergues croissent spontanément une
foule de plantes officinales qu'il est utile de connaître. C'est
pourquoi nous donnons ici le catalogue de celles qui sont le plus
employées en médecine ; nous les classerons par familles, en décrivant brièvement les propriétés thérapeutiques de chaque famille.

Renonculacées. — Les plantes de cette famille ont toutes plus
ou moins d'âcreté. Plusieurs espèces sont de violents poisons
et produisent par leur contact une vésication sur la peau. Leur
action à l'intérieur est très énergique ; c'est aux racines des renonculacées que les anciens Gaulois empruntaient le poison
dont ils imprégnaient leurs flèches. Le principe actif des renonculacées est très volatil ; la coction des plantes, souvent
leur dessication, suffisent pour le dissiper.

Cette famille est représentée dans notre canton par :
La renoncule âcre (*ranonculus acris*),
La clematite des haies, la vigne blanche (***clematis vitalba***),
L'hellébore noir (*helleborus niger*),
Le pied d'alouette (*delphinium consolida*),
La pulsatille (*anemone pulsatilla*),
L'anémone des bois (*A. nemorosa*),
La nigelle (*nigella arvensis*).

Papavéracées. — Ce sont des plantes à suc laiteux ; elles
sont âcres et ce caractère est surtout remarquable dans celles
qui ne sont pas narcotiques : telle est la grande chélidoine.

Voici les papavéracées qu'on rencontre dans ce pays :
Coquelicot (*papaver rhœas*),
Pavot cornu (*papaver luteum*),
Grande chélidoine, grande éclaire (*chelidonium majus*).

Les paysans emploient le suc de cette plante pour détruire les
verrues et les cors.

Le pavot blanc (*papaver album*) ne croit pas spontanément
ici, mais la culture pourrait en tirer un grand parti. Un jeune
cultivateur de la commune d'Herry, M. Caziot, en a fait l'es-
sai l'année dernière et il a parfaitement réussi. Il est à désirer

qu'il entreprenne de le cultiver en grand, et certes ses soins seront bien récompensés, les graines seules suffisant et au-delà pour payer les frais de l'exploitation.

Fumariées. — Ce sont des plantes amères dont l'espèce la plus commune, la fumeterre, jouit d'une grande réputation contre les maladies de la peau et quelques affections du foie.

Fumeterre (*fumaria officinalis*) c'est la seule espèce médicinale qui croisse dans cette contrée.

Crucifères. — Elles sont riches en azote; c'est pourquoi elles végètent surtout dans le voisinage de nos habitations; le soufre se retrouve dans toutes les crucifères; c'est un des principes constituants de l'huile âcre volatile qui en forme le principe actif. Dans ces derniers temps on y a découvert l'iode.

Les crucifères sont des végétaux très stimulants. Si le principe actif y est concentré, comme dans la racine de raifort, il peut agir comme rubéfiant; plus délié, il devient à l'intérieur un médicament utile. On s'en sert pour combattre le vice scrofuleux ou scorbutique, le catarrhe chronique et l'œdème des poumons.

Voici les crucifères médicinales de notre contrée :

Cresson (*sisymbrium nasturtium*),
Moutarde blanche (*synapis alba*),
Moutarde noire (*synapis nigra*),
Erysimum (*erysimum officinalis*),
Navet (*brassica napus*),
Raifort (*raphanus sativus*).

Violariées. — Les racines des violariées sont vomitives; le fleurs de la violette sont employées contre les affections de poitrine.

Violette (*viola odorata*),
Pensée sauvage (*viola arvensis*),
Pensee tricolore (*viola tricolor*).

Caryophyllées. — Ce sont des plantes peu actives. Ce qu'elles offrent de plus remarquable c'est la propriété savonneuse que l'on trouve dans plusieurs d'entr'elles.

Œillet rouge (*dianthus caryophyllus*),
Saponaire (*Saponaria officinalis*).

Malvacées. — Elles contiennent dans toutes leurs parties un suc mucilagineux qui leur communique des propriétés médicales

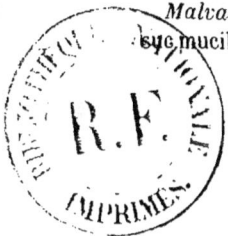

communes et qui permet de les substituer les unes aux autres sans inconvénient.

Mauve (*malva sylvestris*),

Petite mauve (*malva rotundifolia*),

Guimauve (*althœa officinalis*).

Tiliacées. — La famille des tiliacées, voisine des malvacées par son caractère botanique, s'en rapproche aussi par l'abondance du mucilage. Quoique généralement les tiliacées aient moins de viscosité, elles sont employées comme anti-spasmodiques.

Tilleul (*tilia europœa*).

Hypéricinées. — Ce sont des plantes vulnéraires.

Millepertuis (*hypericum perforatum*).

Rhamnées. — Cette famille fournit le nerprun (*rhamnus catharticus*) dont les fruits sont doués de propriétés purgatives.

Juglandées. — Cette famille ne comprend que le genre *juglans*.

Noyer (*juglans regia*), dont les feuilles, les fleurs, le péricarpe et les semences ont des propriétés astringentes détersives.

Légumineuses. — Cette famille est remarquable par les grandes différences que présentent entre eux les principes immédiats qui sont élaborés par les végétaux qui la constituent. Cette diversité dans les propriétés médicales n'est pas liée à des différences correspondantes dans les caractères botaniques. On oit des substances aussi différentes que le tannin, la gomme, a matière résineuse, le sucre, être produites chacune par des espèces botaniques différentes et des organes semblables ; on voit des plantes inertes placées dans le même genre à côté d'espèces vénéneuses.

Acacia (*acacia vera*),

Mélilot (*melilotus officinalis*),

Arrête-bœuf (*ononis spinosa*).

Rosacées. — Considérées d'une manière générale, les rosacées sont des plantes astringentes, mais elles présentent souvent entr'elles des différences de composition chimique et des propriétés médicales fort remarquables.

Cynorrhodon, ou fruit de la rose sauvage (*rosa canina, arvensis, sepium*),

Fraisier (*fragaria vesca*),

Ronce (*rubus fruticosus*),
Aigremoine (*agrimonia eupatoria*),
Benoîte (*geum urbanum*),
Pimprenelle (*poterium sanguisorba*),
Coignassier (*cydonia vulgaris*),
Sorbier (*sorbus domestica*),
Pommier (*pyrus malus*),
Prunier (*prunus domestica*),
Pêcher (*persica vulgaris*),
Framboisier (*rubus idæus*),
Cerisier (*cerasus vulgaris*),
Merisier (*cerasus avium*),
Amandier (*amygdalus dulcis et communis*),
Rose pâle (*rosa semperflorens et centifolia*),
Rose de Provins (*rosa gallica*).
Plusieurs d'entre ces rosacées sont cultivées.

Cucurbitacées. — Ce sont des plantes qui fournissent à l'homme plusieurs substances alimentaires. Les propriétés de leurs feuilles sont mal connues. Les racines de plusieurs plantes de cette famille sont purgatives. Leurs fruits, relativement à leurs propriétés médicinales, se divisent en deux séries bien distinctes ; les uns ont une pulpe abondante aqueuse, sucrée et nutritive ; les autres sont amers et purgatifs.

Les semences sont émulsives et ne participent pas des propriétés purgatives des fruits. On en prépare des émulsions rafraîchissantes. Sous le nom de semences froides, on emploie un mélange de plusieurs graines de cette famille : ce sont les semences de calebasse, de pastèque, de melon et de concombre.

Bryone (*bryonia alba et dioïca*),
Melon (*cucumis melo*),
Concombre (*cucumis sativus*).

Grossulariées. — Les baies dans cette famille ont un suc fade et douçâtre ; il est acide dans le groseillier.

Groseiller (*ribes rubrum*).

Ombellifères. — Elles offrent un grand rapport dans leurs propriétés médicinales ; ce sont en général des végétaux aromatiques plus ou moins chargés d'huile volatile qui leur communique des propriétés excitantes.

Les racines, quand l'huile volatile y abonde, sont des excitants fort actifs ; exemple : les racines d'angélique, d'impératoire, de carvi, etc.

Les racines moins aromatiques de persil, de fenouil, de carotte, etc., sont apéritives ou diurétiques. Cette famille contient des espèces vénéneuses.

Angélique (*angelica archangelica*),
Ache (*apium graveolens*),
Carotte (*daucus carota*),
Chardon rolland (*eryngium campestre*),
Fenouil (*fœniculum off.*),
Persil (*petroselinum sativum*),
Anis (*pimpinella anisum*),
Phellandre (*phellandrium aquaticum*),
Cerfeuil *chœrophyllum sativum*),
Ciguë (*conium maculatum*).
Plusieurs d'entr'elles sont cultivées.

Caprifoliacées. — Elles se composent de plantes dont les propriétés médicales n'ont souvent pas d'analogie entr'elles. Les différentes parties d'une même plante ont des propriétés différentes. Les fleurs de sureau, par exemple, sont sudorifiques, tandis que le liber est purgatif et vomitif.

Chèvrefeuille (*onicera caprifolium*),
Sureau (*sambucus nigra*),
Yèble (*sambucus ebulus*).

Valerianées. — Les racines de valerianées vivaces ont une odeur forte et une saveur désagréables; elles sont anti spasmodiques.

Valeriane (*valeriana off. — phu.*).

Campanulacées. — Cette famille contient une espèce comestible :

La raiponce (*campanula rapunculus*).

Composées. — Cette famille se divise en trois groupes principaux, savoir : les chicoracées, les cynarocéphales et les corymbifères.

Le suc des chicoracées est employé comme tonique et stomachique ; à haute dose ou par un usage prolongé, il est laxatif. Quelques chicoracées sont sédatives.

Les cynarocéphales ont le suc amer, mais d'une amertume plus franche que celui des chicoracées; il n'a pas de propriétés laxatives. Aussi en fait-on usage comme tonique et fébrifuge; d'autres sont sudorifiques, apéritives, stomachiques.

Les corymbifères contiennent une matière amère et une huile

volatile, ce qui les rend toniques et excitantes. On les emploie comme emménagogues, anti-hystériques, vulnéraires, stomachiques et fébrifuges. Quelques-unes sont pectorales.

Chicorée sauvage (*cichorium intybus*),
Pissenlit (*taraxacum dens leonis*),
Laitue (*lactuca sativa, sylvestris, virosa*),
Séneçon (*senecio vulgaris*),
Artichaut (*cynara scolymus*),
Bardane (*arctium lappa*),
Pied de chat (*gnaphalium dioïcum*),
Chardon bénit (*centaurea benedicta*),
Chardon marie (*carduus marianus*),
Chardon des ânes (*onopordon acanthium*),
Chardon étoilé (*centaurea calcitrapa*),
Millefeuille (*achillœa millefolium*),
Tussilage (*tussilago farfara*),
Armoise (*artemisia vulgaris*),
Aunée (*inula helenium*),
Camomille puante (*anthemis cotula*).

On cultive dans les jardins la camomille double (*anthemis nobilis*) et l'absinthe (*artemisia absinthium*).

Gentianées. — Toutes leurs parties, et particulièrement leurs racines, sont douées d'une amertume très prononcée qui les fait employer comme toniques, stomachiques et fébrifuges.

Gentiane (*gentiana lutœa*),
Petite centaurée (*chironia centaurium*),
Trèfle d'eau (*menyanthes trifoliata*).

Borraginées. — Ce sont des plantes mucilagineuses. Leur mucilage est utilisé en médecine pour la préparation des boissont adoucissantes et relâchantes.

Bourrache (*borrago officinalis*),
Grande consoude (*simphytum majus*).
Cynoglosse (*cynoglossum off.*),
Pulmonaire (*pulmonaria off.*),
Buglosse (*anchusa italica*),
Viperine (*echium vulgare.*)

Solanées. — Les solanées sont des plantes souvent remarquables par leurs propriétés délétères. Ce caractère se rencontre dans toutes leurs parties; cependant dans cette famille se trouvent des plantes innocentes, et d'autres qui fournissent une nourriture saine à l'homme et aux animaux.

Les racines des solanées sont généralement narcotiques. Le principe narcotico-âcre est très prononcé dans un grand nombre de feuilles de solanées. Les feuilles du bouillon blanc sont émollientes ; la feuille de la douce-amère est dépurative ; les fruits de la tomate (*solanum lycopersicum*) sont comestibles.

Belladone (*atropa belladona*),
Morelle (*solanum nigrum*),
Jusquiame (*hyoscyamus niger*),
Bouillon blanc (*verbascum thapsus*),
Douce-amère (*solanum dulcamara*),
Coqueret (*physalis ekalkengi*),
La pomme épineuse (*datura stramonium*).

Scrophularinées. — Ce sont des plantes dont il faut se méfier. Elles présentent de grandes différences dans leurs propriétés : les unes sont diurétiques, comme la digitale, les autres stomachiques, comme la véronique. Enfin il en est d'inertes comme l'euphraise, malgré sa réputation populaire contre les maladies des yeux.

Gratiole (*gratiola officinalis*),
Véronique (*veronica off.*),
Beccabunga (*veronica beccabunga*),
Digitale (*digitalis purpurea*);
Euphraise (*euphrasia off.*).

Labiées. — Les labiées sont remarquables par l'extrême analogie de leurs caractères botaniques et par la similitude de leurs propriétés médicinales. Le principe qui domine dans les labiées est l'huile volatile. Quand l'huile essentielle est abondante, elle communique aux végétaux des propriétés excitantes très énergiques, telles sont les

Menthe poivrée (*mentha piperita*),
Menthe sauvage (*mentha sylvestris*),
— Pouliot) *m. pulegium*),
— Aquatique (*m. rotundifolia*),
— Crépue (*m. crispa*),
— Verte (*m. viridis*),
— Elégante (*m. gentilis*);
Marjolaine (*origanum majorana*),
Thym (*thymus vulgaris*),
Serpolet (*thymus serpyllum*),
Origan (*origanum vulgare*),
Sauge (*salvia off.*),

Romarin (*rosmarinus off.*),

Sarriette (*satureia montana.*),

Melisse (*melissa off.*).

Quelques-unes de ces plantes sont cultivées dans nos jardins.

Quelques espèces moins aromatiques produisent une excitation spéciale du système respiratoire qui facilite l'expectoration à la fin des catharres chroniques ; ce sont, dans nos contrées :

L'hyssope (*hyssopus off.*),

Le marrube (*marrubium off.*),

Le lierre terrestre (*glechoma hederacea*),

La betoine (*betonica off.*)

Les labiées dans lesquelles le principe amer n'est pas accompagné d'huile essentielle sont employées comme toniques et fébrifuges. Exemple dans notre canton :

Le petit chêne ou germandrée (*teurium chamœdris*),

L'ortie blanche (*lamium album*).

Polygonées. — Dans les racines des polygonées on rencontre deux propriétés bien distinctes : la propriété purgative et la propriété tonique ou astringente. Les feuilles diffèrent beaucoup entr'elles ; le plus grand nombre sont faiblement astringentes.

Patience (*rumex patientia*),

Bistorte (*polygonum bistorta*),

Oseille (*rumex acetosa et acetosella*).

Aristolochiées. — Ce sont des plantes peu nombreuses : la racine est la partie la plus active et à peu près la seule employée. Elle est toujours plus ou moins amère et excitante. On l'emploie comme emménagogue.

Clématite (*aristolochia clematitis*).

Euphorbiacées. — Les euphorbiacées sont des plantes dangereuses ; à l'extérieur elles agissent à la manière des substances âcres ; à l'intérieur ce sont des poisons violents, ou à plus petites doses des purgatifs et des éméto-cathartiques.

Epurge (*euphorbia lathyris*),

Buis (*buxus sempervirens*),

Mercuriale (*mercurialis annua*).

Urticées. — Ce sont en général des plantes amères ; le houblon et le chanvre contiennent un principe narcotique. On connaît le danger qu'on court à s'endormir dans les chènevières. La cannabine qu'on retire du chanvre indigène jouit des propriétés enivrantes analogues à celles du *cannabis indica* qui fait la base du *haschisch* et du *damawesch*, seulement elles sont beaucoup moins prononcées.

Houblon (*humulus lupulus*),

Pariétaire (*parietaria off.*),

Ortie (*urtica urens*),

Chanvre (*cannabis sativa*). — Celui-ci est cultivé.

Amentacées. — Les écorces des amentacées sont la partie la plus importante de ces plantes sous le point de vue médical. Elles sont généralement chargées de tannin qui leur communique des propriétés astringentes et des principes amers qui les font rechercher comme fébrifuges.

Saule (*salix alba*),

Peuplier (*populus nigra*),

Chêne (*quercus robur*).

Conifères. — Cette famille est très naturelle, et les plantes qui la composent offrent une extrême analogie dans leurs propriétés. On emploie les bourgeons de plusieurs espèces comme excitants, diurétiques et anti-scorbutiques.

Deux plantes sont connues qui ont des propriétés spéciales opposées à celles du reste de la famille. Ce sont l'if, dont les feuilles sont narcotiques et provoquent des nausées, et la sabine qui porte son action sur le système nerveux ; celle-ci peut occasionner des accidents très graves, ainsi que j'ai eu occasion de l'observer, lorsqu'elle est administrée par des mains inexpérimentées.

Genièvre (*juniperus communis*),

Pin (*pinus sylvestris*).

Amaryllidées. — Les propriétés médicales des amaryllidées sont peu connues. Le narcisse des prés (*narcissus pseudo narcissus*) est la seule espèce indigène employée en médecine pour combattre la diarrhée.

Dioscorées. — Cette famille fournit le taminier (*tamus communis*). Les paysans l'appellent l'*herbe au sanglier*. Sa racine est un tubercule : on s'en sert dans la médecine populaire pour combattre les sciatiques. C'est un puissant révulsif et je viens de voir guérir avec elle une sciatique rébelle aux vésicatoires répétés.

Asphodélées. — Les produits les plus différents sont fournis par des plantes de cette famille. Il y en a d'excitantes, de purgatives, de diurétiques.

Ail (*allium sativum*),
Ail sauvage (*allium sylvestre*),
Ognon (*allium cepa*),
Ciboule (*allium fistulosum*),
Echalotte (*allium escalonicum*),
Poireau (*allium porrum*),
Civette (*allium scorodoprasum*).

Presque toutes ces espèces sont cultivées dans les jardins pour le service culinaire.

Colchicacées. — Les colchicacées sont généralement dange-reuses ; leurs propriétés sont âcres et vomitives. Une seule es-pèce de notre canton est usitée en médecine, c'est le

Colchique (*colchicum autumnale*).

Graminées. — C'est une des plus nombreuses et des plus utiles familles du règne végétal. Leurs semences contiennent un périsperme farineux qui forme la principale nourriture de l'homme.

On emploie en médecine :
L'orge (*hordeum sativum*),
Le chiendent (*triticum repens*),
Le seigle (*secale cereale*).

Et plusieurs principes immédiats qu'on retire des semences des céréales, tels que l'amidon, le gluten, etc.

Dipsacées. — Cette famille ne fournit à la médecine que la scabieuse (*scabiosa sylvatica, succisa*), plante amère et astrin-gente.

Convolvulacées. — Elles ont des propriétés purgatives.
Grand liseron (*convolvulus sepium*),
Petit liseron (*convolvulus arvensis*).

Apocynées. — Cette famille n'est représentée dans notre canton que par deux plantes, ce sont :
La grande pervenche (*vinca major*),
La petite pervenche (*vinca minor*),
qui sont employées dans la médecine populaire pour tarir le lait des nourrices ; elles sont astringentes.

Primulacées. — Les plantes de cette famille, qui viennent dans ce pays, sont légèrement astringentes et béchiques, ce sont :
Les lysimaques (*lysimachia lutea, vulgaris, nummularia*).

4

Plantaginées. — Elles sont astringentes.

Grand plantain (*plantago major*),

Petit plantain (*plantago lanceolata*),

Plantain moyen (*plantago media*).

Aroïdées. — De cette famille, on ne trouve dans notre canton que le pied de veau (*arum maculatum*), qui est un purgatif hydragogue inusité.

Verbénacées. — Cette famille ne fournit aussi qu'une plante, c'est la verveine (*verbena officinalis*), connue dans la médecine populaire sous le nom d'herbe à la pleurésie.

Nymphéacées. — Un seul genre :

Nénuphar blanc (*nymphæa alba*),

Nénuphar jaune (*nymphæa lutea*),

dont les propriétés anti-phrosidiaques sont fort contestables.

Crassulacées. — Cette famille fournit les joubarbes.

Joubarbe des toits (*sempervivum tectorum*),

Joubarbe âcre (*sedum acre*),

Joubarbe des vignes (*sedum telephium*).

La première est styptique ; la seconde est émétique et anti-scorbutique ; la troisième est employée dans la médecine populaire contre les coupures.

Géraniées. — Cette famille fournit l'herbe à l'esquinancie (*geranium robertianum*), le *geranium pratense*, *sanguineum*.

Fougères. — Le feuillage de plusieurs espèces de fougères est employé comme pectoral. Il contient du mucilage, un principe légèrement astringent et une matière aromatique. Les espèces médicinales qui croissent dans notre canton sont :

La scolopendre (*scolopendrium officinale*),

La fougère mâle (*aspidium filix mas.*),

La rue des murailles (*asplenium ruta muraria*),

Le polypode (*polypodium vulgare*).

Champignons. — Ils fournissent le seigle ergoté (*secale cornutum*), et le blé ergoté dont M. Mialhe vient de faire l'analyse ; il y a découvert les mêmes principes que dans l'ergot de seigle. On connaît l'action de cette substance sur l'utérus.

Voilà à peu près toutes les plantes médicinales qui croissent dans le canton de Sancergues. Parmi elles il en est quelques-unes qui ne viennent que par la culture ; mais celles-ci sont en petit nombre, comme on peut le voir.

§ VII. — MINÉRALOGIE.

Dans les terrains tertiaires de notre canton et le plus souvent à leur surface on rencontre le minerai de fer hydro-oxidé globuliforme.

Ce minerai y est très répandu , et je suis convaincu qu'il y en a beaucoup plus qu'on n'en a découvert jusqu'ici. Les globules sont de la grosseur d'une tête d'épingle à celle d'une petite noix : quelquefois ces grains sont agglomérés et forment des masses plus ou moins grosses , disséminées dans des marnes tertiaires ou dans une argile jaune d'une pâte homogène et fine. Ce minerai se présente en masses ou en nids plus ou moins circonscrits dont la profondeur dépasse rarement 2 ou 3 mètres au-dessous du sol. La partie métallique la plus pure se trouve à la circonférence des globules.

Suivant M. Fabre , le minerai oolithique qu'on rencontre dans le département du Cher n'est pas d'alluvion , comme on l'a prétendu , mais plutôt le produit de feux souterrains qui ont lancé le fer en fusion à travers les eaux des lacs d'eau douce ; ce qui le prouve, ajoute l'auteur que je viens de citer , c'est sa forme plus ou moins régulièrement ronde , la même qu'on voit prendre à la fonte en fusion qu'on projette dans l'eau pour la substituer au plomb de chasse.

Il y avait jadis , pour l'exploitation de ce minerai , plusieurs forges et plusieurs fourneaux dans le canton de Sancergues ; il n'y a plus maintenant qu'un fourneau, c'est celui de Précy , qui occupe 25 ouvriers , et la forge de Marseilles-lès-Aubigny. M. Métairie a fait , depuis quelques années , monter son fourneau de Précy à la vapeur.

Le fer du canton de Sancergues , comme celui de tout le département, est très estimé ; il est surtout remarquable par sa ductilité. Une grande partie est vendue pour la clouterie et les embattages pour la carrosserie de Paris.

Le rapport de la fonte avec le minerai oolithique qui la produit est d'un tiers du poids de celui-ci.

On trouve aussi l'hématite noire mamelonnée , irisée ; elle gît dans les sables ferrugineux et dans quelques argiles jaunes ocreuses qui servent de gangue au fer hydro-oxidé globuliforme; on y trouve également en petite quantité le phosphate de fer bleu pulvérulent , ainsi que des iodures.

Dans notre terrain d'alluvion, on rencontre des dépôts d'argiles siliceuses micacées qui sont employées pour la briqueterie,

Aussi y a-t-il dans notre canton 10 à 12 tuileries pour une telle exploitation. Il y en a une dans le bourg de Sancergues même et une autre dans celui de St-Martin-des-Champs.

Sur les bords de la Loire, dans la commune de Beffes, il y a des dépôts considérables de chaux hydraulique qu'on a exploitée dernièrement pour la construction des fortifications de Paris.

§ VIII. — HABITATIONS, VÊTEMENTS, ALIMENTATION, MŒURS ET HABITUDES DES SANCERGUAIS.

Sancergues est assez bien bâti; beaucoup de maisons ont un étage; les rues y sont larges, propres et aérées; le pavage est en mac-adam. Les chefs-lieux des communes sont également bâtis d'une manière assez convenable; mais il n'en est pas de même des hameaux et des villages; ici les habitations offrent généralement un aspect misérable; c'est un assemblage de chaumières uniformément bâties, n'ayant toutes ou presque toutes qu'une seule pièce où s'abritent, pêle-mêle, tous les membres de la famille. Deux portes sont généralement pratiquées dans chaque maison, dont l'une est la porte d'entrée et l'autre donne sur le jardin, le verger ou la cour; elles sont placées vis-à-vis l'une de l'autre; les portières joignent ordinairement fort mal, de sorte qu'il règne d'une manière permanente un courant d'air dans la maison; de là l'origine d'une foule de maladies aiguës auxquelles sont exposés les habitants. Cet inconvénient est cependant compensé par un avantage : c'est que l'air y est renouvelé sans cesse; avantage important, car il n'est pas rare de voir six à huit individus coucher dans l'unique pièce dont se compose l'habitation, et certes sans cette disposition, l'air ne tarderait pas alors à y être vicié et à donner naissance à un autre genre d'affections. Il est, par contre, d'autres habitations dont la disposition vicieuse est inverse; celles-ci sont privées d'air et de lumière et exposent les habitants à l'étiolement, aux scrofules et au rachitisme (1).

Au milieu de chaque hameau et de chaque village il existe, la plupart du temps, une mare d'eau croupie dans laquelle s'écoulent les eaux des fumiers placés devant chaque habitation; cette eau sert à l'abreuvage des bestiaux et à l'entretien des palmipèdes. Elle répand dans l'atmosphère des miasmes malfaisants

---

(1) Les bâtiments n'occupent, dans notre canton, que 130,20 hectares, ce qui prouve que le canton est peu peuplé et que les habitants sont entassés dans les maisons.

qui y entretiennent des éléments plus ou moins graves d'insalubrité.

Il faut ajouter à ces diverses causes de maladies le mauvais état et la malpropreté des rues et des chemins dans l'intérieur des villages, l'irrégularité de leur nivellement et de leur alignement, l'imperfection des moyens d'écoulement des eaux pluviales et ménagères; la stagnation des eaux corrompues dans les fossés environnants.

Dans beaucoup de maisons les étables communiquent avec les appartements; de là des émanations insalubres qui infecten l'intérieur de ces maisons. Les lieux d'inhumation sont quelquefois placés au centre des habitations agglomérées.

Ces diverses causes d'insalubrité, ou quelques-unes d'entre elles existent à un degré plus ou moins prononcé dans presque toutes nos communes rurales. Toutes ne sont pas susceptibles d'être combattues avec un égal succès; mais les efforts de l'administration doivent tendre, sinon à les détruire immédiatement, du moins à en atténuer les effets nuisibles, en provoquant par ses conseils et ses encouragements l'exécution successive de toutes les améliorations réalisables.

« Tout le monde sait, dit sir Henry Roberts, de l'Institut des architectes anglais, tout le monde sait qu'une habitation doit être propre, bien éclairée, à l'abri de l'humidité et bien aérée. Les médecins et les statisticiens ont constaté que toute population qui se laisse aller à subir l'influence prolongée de gîtes sales et obscurs, humides et étouffés, dégénère promptement au physique et au moral; qu'elle se trouve condamnée d'avance à toutes les misères des scrofules et de la phthisie, qu'elle manque bientôt de l'énergie nécessaire pour combattre les maux dont elle est affligée, qu'elle résiste bien plus faiblement qu'une population vigoureuse et saine aux séductions du vice et aux tentations du crime.

» Les tribunaux et les prisons y gagnent en clientèle ce que l'armée y perd en défenseurs, ce que le travail national y perd en production.

» Les vrais amis du progrès sérieux n'hésiteront donc pas à solliciter, dans les comités d'hygiène, une place où ils peuvent rendre des services aussi durables que profonds. Ils se souviendront de l'expérience faite dans le village de Cardington, l'un des plus misérables de l'Angleterre autrefois. Les habitants en étaient pauvres, ignorants, vicieux, turbulents et sales. Leurs huttes sales aussi, mal éclairées, humides, mal bâties ne remplissaient aucune des conditions nécessaires à des créatures humaines. Un homme de bien, John Howard, fit abattre ces cabanes de boue et les remplaça par des chambres saines. Jadis si misérable, cette population se transforma bientôt, et le sentiment de la dignité humaine, celui du respect de soi-même, une fois éveillés, elle ne tarda pas à devenir l'exemple de la contrée et le centre des améliorations qui s'y produisaient. »

Nos campagnards ont pour costume un pantalon serrant la taille de manière à rendre les bretelles inutiles, un gilet bariolé, une veste, une blouse de coton bleu et un chapeau à larges bords. Ils portent ordinairement des sabots, les jours ouvrables et des gros souliers ferrés, le dimanche ; l'hiver, un manteau en laine blanche rayée, appelée *limousine*, leur couvre les épaules et les garantit du froid.

Ces vêtements sont confectionnés en coton, en poulangis ou bien en drap, suivant la variété des saisons et les différentes ressources des individus.

Les vêtements des femmes se composent d'une robe en coton, en indienne ou en laine, suivant la saison, qui leur prend gracieusement la taille, et d'un fichu en laine, en percale ou en soie qui leur couvre les épaules et se croise devant la poitrine. La coiffure de la semaine consiste en un bonnet en percale ou en mousseline, plissé sur les oreilles et un peu allongé en arrière de manière à dessiner le chignon ; elle ne laisse que les bandeaux et le front à découvert. Ce bonnet est soutenu par un *calot* piqué, en lustrine noire. Le dimanche les paysannes coquettes portent des coiffes blanches en mousseline, ornées de gracieuses broderies et de dentelles qui font un effet charmant; un tablier de soie ou de laine noire complète la toilette.

Les femmes mariées portent en outre une croix en or, attachée au cou avec un cordon de soie, et des pendants d'oreilles également en or. Ceux-ci sont portés aussi par les jeunes filles.

La vie des paysans se passe en grande partie au dehors, aux rudes travaux des champs. Sans cesse exposés à l'inclémence du temps, ils y sont endurcis et la supportent avec indifférence.

Leur nourriture est très frugale ; elle se compose habituellement d'une soupe maigre aux choux, aux raves et aux pommes de terre, de haricots et de différents légumes, de salade et de fromage. Leur boisson consiste en cidre, en râpé et en genièvre. Le pain est composé de froment, de seigle et d'orge. Ils ne mangent de la viande que très rarement. Ils font plusieurs repas par jour : trois en hiver et quatre en été.

Le cabaret est, pour les jeunes gens, un lieu de plaisir et souvent de débauche ; les jours de fête ils y dansent, après les offices divins, au son criard de la vielle

Nos paysans sont grands, vigoureux et bien faits ; leur naturel est bon, calme et paisible ; il n'y a guère que deux ou trois communes où les esprits soient exaltés, et cela surtout depuis l'avènement de la République. Généralement le Berrichon passe pour lent et apathique ; ceci n'est pas exactement vrai ; car, une fois à la besogne, il travaille rudement.

L'égoïsme, la défiance et la ruse sont leurs principaux défauts. La superstition règne encore dans nos campagnes ; on y croit aux sorciers et aux sorts. Les malades, avant d'appeler le médecin, se font soigner souvent *par secret* ; il est même des maladies pour lesquelles ils refusent obstinément le secours de la science. Le charbon, par exemple (ils appellent charbon le moindre bouton qui paraît à la peau ; car le charbon proprement dit est excessivement rare dans nos contrées), le charbon dis-je, les entorses et quelques autres affections, c'est le sorcier qui les traite toujours avant le médecin par des moyens cabalistiques. Les commères et même quelques riches propriétaires font aussi une rude et fâcheuse concurrence aux médecins ruraux ; les sœurs de charité et quelques curés sont également très nuisibles à nos malades campagnards. Impossible de les empêcher d'exercer un art qu'ils ignorent, et contrairement au véritable esprit religieux qu'ils méconnaissent complètement en cette circonstance, ils se croient obligés en conscience de porter leurs soins inintelligents aux infirmes et aux malades ; de sorte que tout en croyant faire acte de charité, ils envoient, hélas ! dans la tombe de malheureux pères de famille. J'ai été bien souvent témoin de spectacles si affligeants ! Impossible de leur faire comprendre que mieux vaut ne rien faire que de contrarier les efforts salutaires de la nature qui souvent suffisent seuls à ramener la santé. Nos conseils et nos avertissements à cet égard, empreints de la charité la plus pure, sont méconnus et quelquefois pris pour des actes d'hostilité ou de jalousie.

Les liens de la religion sont singulièrement affaiblis dans nos campagnes et les mœurs y sont relâchées. Beaucoup de jeunes filles ne se font aucun scrupule de se livrer aux plaisirs de l'amour ; mais il est vrai de dire qu'une fois mariées souvent leurs mœurs s'améliorent. Aussi n'est-il pas rare de voir des jeunes filles légères et volages faire d'excellentes femmes de ménage et de bonnes mères de famille.

Il est urgent de porter remède à cet état de choses, d'oppose^r une digue au débordement des mœurs et de moraliser, de régénérer la société. Le remède n'est point dans les doctrines des utopistes modernes qui voudraient sérieusement fonder la société sur la négation : il git dans l'éducation morale des peuples; il consiste à épurer les mœurs, à raffermir la discipline, à mettre un frein aux consciences par la religion. Rappelons-nous que les bonnes mœurs sont l'âme des sociétés, et que c'est faute de moralité que les nations ont péri.

L'exemple, pour être efficace, doit venir d'en haut; les hautes régions de la société devraient donc employer toute leur influence pour répandre dans les masses les sentiments religieux; c'est pourquoi elles devraient prêcher d'exemple. Il n'y a point de faiblesse à s'incliner devant Dieu; dans un temps d'égoïsme et de corruption comme le nôtre, c'est au contraire faire preuve d'énergie et de grandeur d'âme que de prêcher ouvertement les vérités éternelles.

C'en est fait de la civilisation si la foi s'éteint dans les cœurs; les doctrines les plus barbares, les plus subver ives ne tarderaient pas à pénétrer dans les classes inférieures et la société elle-même ne tarderait pas à s'écrouler sur ses bases. N'oublions pas que la barbarie suit de près l'irréligion. Or, la barbarie c'est l'apothéose de la violence, la déification de la matière.

Sommes-nous déjà arrivés à ce terme? Hélas! ce qui se passe autour de nous est de nature à le faire supposer.

Le lecteur me saura peut-être gré, eu égard aux temps agités dans lesquels nous vivons, de cette courte digression de morale. Ce n'est, d'ailleurs, pas en dehors de mon sujet, attendu que les bonnes mœurs contribuent puissamment à la santé et à la vigueur du corps, tandis que l'immoralité et la débauche sont une source féconde de maladies. Il m'appartenait donc de le signaler.

D'après toutes les données que nous venons d'exposer dans ce mémoire, on serait naturellement porté à croire que le canton de Sancergues est mal sain. Cependant il n'en est rien. A l'exception des fièvres intermittentes dans quelques communes et de quelques épidémies de fièvre typhoïde dans d'autres, des épidémies benignes de rougeole et de variole, il n'y a guère que les maladies aiguës qui sévissent dans nos contrées.

En 1832, le choléra n'y a pas paru, ce terrible fléau n'ayant pas franchi la Loire; et en 1849 il n'y a eu que très peu de cas. Les habitants y sont forts et robustes et y meurent à un âge avancé. A Sancergues particulièrement, qui est pourtant situé dans un fond, au milieu des marais, il n'y a presque jamais de malades, et, à l'exception de la rougeole, je n'y ai jamais vu sévir aucune épidémie.

Quant à moi, je n'hésite pas à affirmer que cet état de salubrité est dû à la grande quantité de forêts qui nous entourent de toutes parts; il est reconnu, en effet, que les feuilles des plantes sont comme autant de bouches qui aspirent et absorbent les miasmes et rendent à l'air sa pureté et sa fraîcheur.

L'excessive réduction des masses de bois conduit, tôt ou tard, les nations à leur décadence et là où elles ont déjà disparu en entier, la stérilité la plus absolue et l'anéantissement de l'espèce humaine ont succédé aux états les plus florissants; tant la la présence des forêts sur le sol est nécessaire à la prospérité générale, autant par l'heureuse influence qu'elles exercent sur la salubrité de l'air que par les ressources que l'homme y puise pour toute espèce de besoins. C'est, ainsi que l'Egypte, la Perse, l'Anatolie, la Palestine, la Phénicie, la Grèce et tant d'autres nations jadis florissantes, lorsque les forêts ombrageaient leur sol, sont, aujourd'hui que les bois ont disparu, languissantes, débiles et ravagées par des fléaux épidémiques.

La conservation des forêts doit donc être un des premiers intérêts des sociétés et par conséquent l'un des premiers devoirs des gouvernements; car, je le répète, ce sont les forêts qui fomentent l'industrie des peuples et conservent la santé des hommes.

Il ne faut pas croire que tous ces détails, dans lesquels nous sommes entrés, sont insignifiants, ils sont au contraire de nature à jeter un grand jour sur la question encore si obscure de l'étiologie des maladies. Il n'y a rien d'inutile pour l'observateur attentif, car il sait que tout se tient dans la nature et que si la moindre des créations venait à s'éteindre, l'harmonie de l'univers serait rompue et le monde bouleversé (1).

MACARIO.

---

(1) Si tous les médecins cantonnaux de France dressaient la topographie médicale de leurs cantons respectifs, ils élèveraient à la science un véritable monument, et la question si importante et si peu connue de l'étiologie des maladies ferait un immense progrès : car il n'y a pas, selon moi, de moyen plus efficace pour élucider cette très grave question.

Si jamais l'institution des médecins cantonnaux venait à se réaliser, ne pourrait-on pas imposer à ces médecins la condition d'exécuter un tel travail au bout d'un nombre déterminé d'années ? La science y gagnerait beaucoup, ce me semble, et l'humanité aussi.

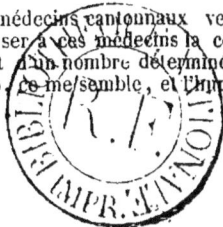

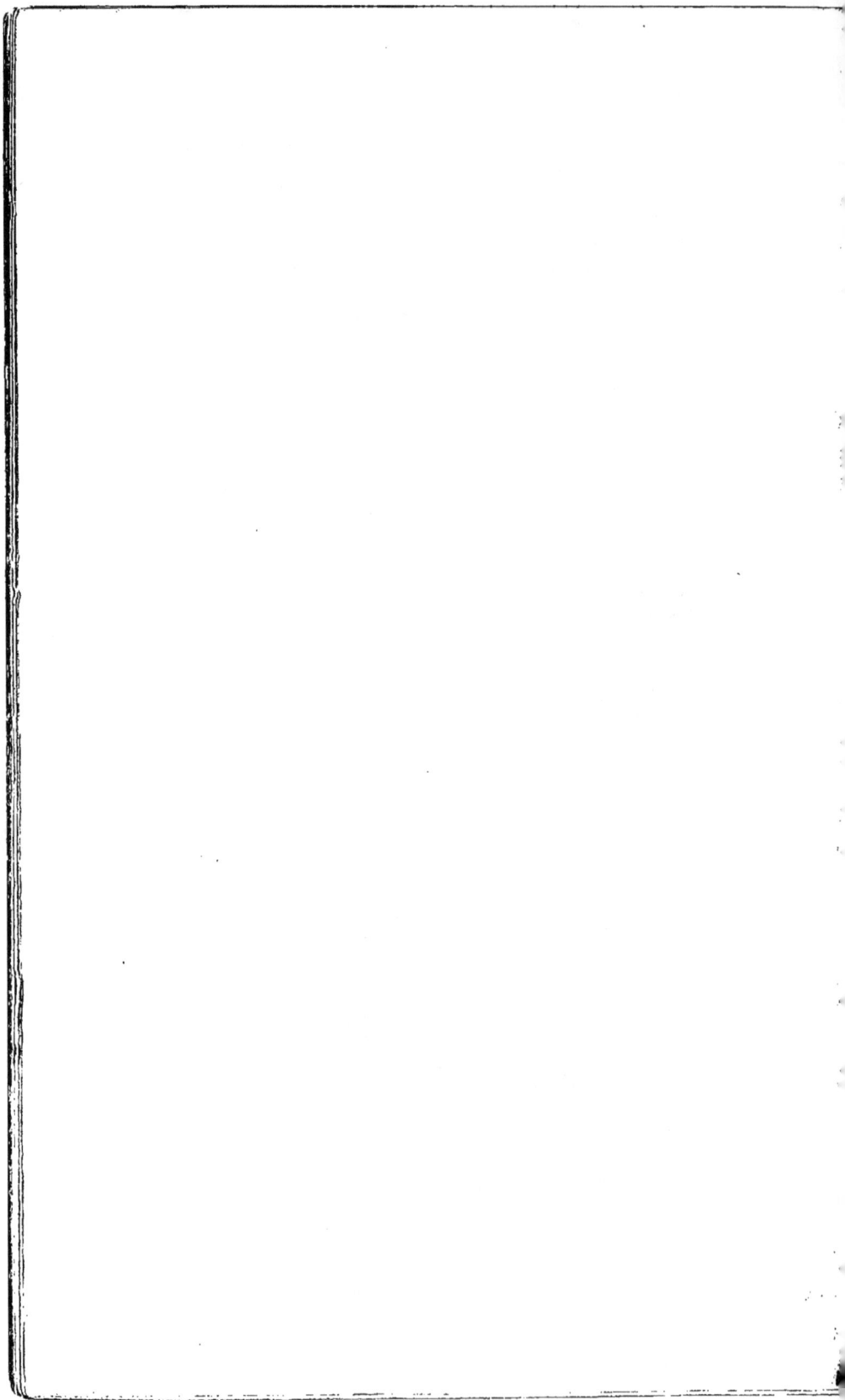

www.ingramcontent.com/pod-product-compliance
Lightning Source LLC
Chambersburg PA
CBHW070720210326
41520CB00016B/4405